NOUVEAU TRAITÉ

DE

LA RAGE

PARIS. — TYP. SIMON RAÇON ET Cᵉ, RUE D'ERFURTH, 1.

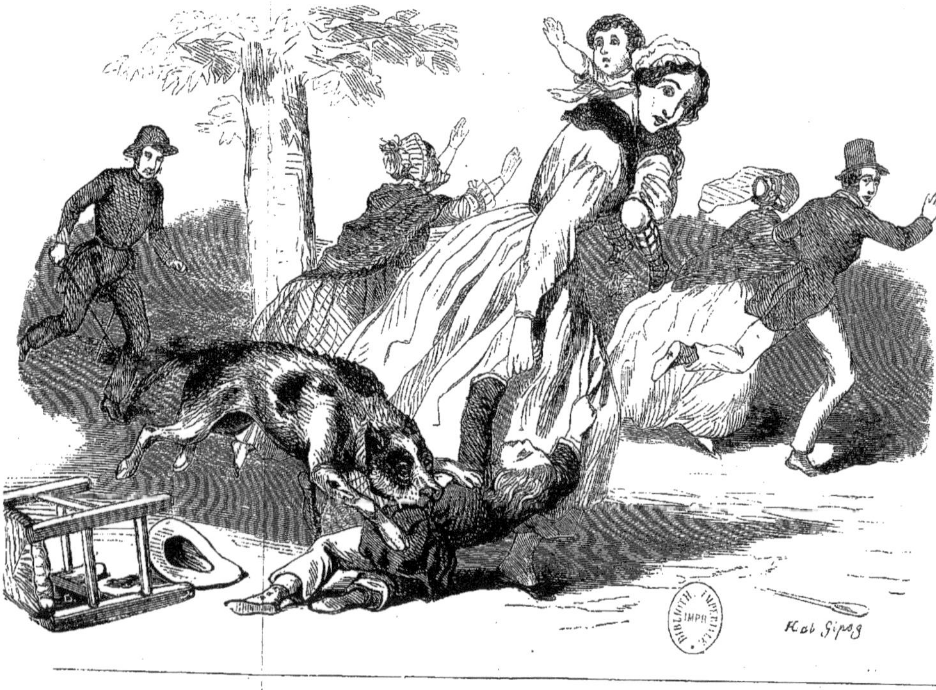

NOUVEAU TRAITÉ

DE

LA RAGE

CHEZ LES ANIMAUX ET CHEZ LES HOMMES

PRÉSERVATIF — GUÉRISON

PAR

AUGUSTE WATRIN

MÉDECIN VÉTÉRINAIRE DE LA PRÉFECTURE DE POLICE

A PARIS

PARIS

A. HOUSSIAUX, ÉDITEUR

3 — RUE DU JARDINET — 3

MDCCCLIII

AVERTISSEMENT

Tous les ans, de tragiques événements viennent jeter l'épouvante et la terreur dans nos villes et dans nos campagnes, sans que les travaux incessants des savants les plus distingués de tous les pays soient venus empêcher un mal au nom duquel tout le monde frémit.

Ce fléau redoutable, c'est la RAGE : causes inconnues, développements rapides, mort certaine, tel est le triste tableau, hélas ! que nous avons été trop souvent à même de constater.

Dans les observations consignées dans ce livre, sur lequel nous écrivons PRÉSERVATIF, GUÉRISON, nous n'avons pas voulu présenter une série de remèdes infaillibles contre tous les accidents de l'hydrophobie ; notre titre indique seulement les précautions à prendre et la guérison certaine, si la maladie est prise à temps et si les soins sont administrés avec intelligence, en attendant l'arrivée d'un homme de l'art.

Nous avons également fait un exposé succinct des diverses maladies qui peuvent simuler la rage, souvent après les précautions hygiéniques utiles prescrites par l'autorité ou par le récit d'un événement récent. Nous avons vu régner dans certains esprits une crainte vague, une appréhension sérieuse de voir se développer chez eux un accès de rage, à propos d'une morsure ou d'une égratignure insignifiante faite à une époque bien antérieure.

Nous avons vu des esprits assez faibles pour s'effrayer à un point tel, qu'un *tétanos* violent vint s'emparer de leur individu, et eût peut-être entraîné la mort sans les stratagèmes employés pour les rassurer complétement.

De tous les remèdes *antirabiques*, soi-disant réputés infaillibles, nous n'en avons pas vu un seul résister à l'analyse et aux expériences des vétérinaires ou médecins les moins prévenus. Aussi ne saurions-nous trop recommander, avant toutes choses, l'application des soins enseignés dans notre chapitre IV (pages 49 et suivantes); avec ces prescriptions seulement il peut y avoir guérison : encore faut-il les exécuter avec la plus grande promptitude, car toujours le plus léger retard entraîne, soit une opération d'autant plus douloureuse qu'elle sera à faire sur les parties plus ou moins profondes, soit l'impossibilité même de la guérison.

La fin de notre livre contient un tableau des précautions et des soins à prendre pour adoucir, autant qu'il est possible, les derniers moments des personnes atteintes d'hydrophobie ; nous sommes heureusement loin du temps où les malheureuses victimes de cette horrible maladie étaient mises à mort par l'ordre même des personnes qui auraient dû les soigner avec le plus de dévouement.

Il est un point sur lequel nous ne saurions

trop insister : c'est la conservation des animaux atteints ou soupçonnés de la rage. Que de fois, sur un simple doute, ne détruit-on pas les plus inoffensifs !

Il faut, dans tous les cas, soupçon ou certitude, soumettre ces animaux à l'examen d'un homme spécial ; le résultat de cette consultation devra seul décider du sort de ces animaux.

Le livre que nous publions aujourd'hui est le premier ouvrage d'une bibliothèque dans laquelle nous oulons faire entrer, en volumes d'un format élégant et commode, et d'un excessif bon marché, toutes les connaissances usuelles et pratiques que l'hygiène, l'agriculture et l'art vétérinaire exigent.

Deux nouveaux volumes sont actuellement

sous presse et paraîtront prochainement. Le premier contiendra les INSECTES ET REPTILES VENIMEUX en France ; le second traitera des VÉGÉTAUX et MINÉRAUX NUISIBLES.

DE

LA RAGE CHEZ LES ANIMAUX

DE

LA RAGE CHEZ LES ANIMAUX

CHAPITRE PREMIER

SON ORIGINE. — SON DÉVELOPPEMENT. — ÉPOQUES FATALES. — SIGNES INFAILLIBLES — HORREUR DES LIQUIDES. — TRAITEMENT.

La rage est une maladie effroyable, qui jette l'épouvante dans toutes les contrées où elle fait son apparition.

Cette maladie se déclare spontanément chez le chien, le chat et les animaux du même genre. Chez les autres animaux, elle est *transmise* le plus souvent par morsure, attendu que le virus se trouve dans la salive ou bave des animaux qui en sont atteints.

Le chien est l'animal chez lequel la rage se développe le plus fréquemment; et, soit que la maladie se déclare spontanément, c'est-à-dire sans causes connues, ou qu'elle soit le résultat de la morsure d'un animal atteint de rage, les signes sont les mêmes dès les débuts de l'affection. Le chien est triste, il y a chez lui abattement général, dégoût pour tous les aliments, même pour ceux qu'il appète ordinairement; lorsqu'il en prend, c'est en très-petite quantité, et en quelque sorte pour obéir à son maître qui l'y pousse. Il a un abattement où règne l'inquiétude; il se laisse tomber plutôt qu'il ne se couche, il est indifférent à tout ce qui se passe autour de lui. A ces signes légers en succèdent d'autres plus caractéristiques. L'animal a l'œil fixe et comme enflammé, la tête basse, la queue basse ou entre les cuisses; il fuit la lumière et les corps brillants, se couche dans les endroits sombres, toujours la tête enfoncée dans la paille, s'il y en a, ou sous un objet quelconque. L'animal peut rester de un à neuf jours à ne présenter que ces premiers symptômes; mais toujours la maladie fait des progrès, et le plus ordinairement du troisième au quatrième jour.

Alors tous les signes que je viens de décrire augmentent; l'animal est agité, se lève; il cherche à fuir le logis; il happe comme si des mouches le tourmentaient, fait entendre parfois des hurlements et un aboiement qui ressemble à la voix du chien courant qui chasse dans le lointain.

S'il est enfermé, il gratte la terre ou la paille, mâchonne indistinctement tous les objets qui sont à sa portée, avale indifféremment les objets qu'il saisit dans sa gueule, mord l'eau qui reflète son image, méconnaît son maître, se jette de préférence sur les animaux, mais principalement sur les chiens ; l'agitation le pousse à courir çà et là, mordant parfois ce qui se trouve sur son passage, quelquefois s'acharnant aux chiens jusqu'à les déchirer en pièces. La salive, ou plutôt la bave, devient plus épaisse et plus abondante; elle est colorée par tous les corps plus ou moins boueux que le chien a mordus, de sorte qu'il est affreux d'aspect. S'il n'est pas arrêté dans sa course, il finit par tomber d'épuisement et meurt dans des convulsions.

Les premiers accès de rage durent peu de temps. L'animal reprend du calme, ce calme est bientôt troublé par un nouvel accès qui dure plus que le premier, ainsi de suite jusqu'à la mort de l'animal, qui ne se fait pas attendre plus de trente-six à soixante-douze heures

Tous les chiens fuient celui qui est enragé, même dès son premier accès; lorsque le chien bien portant est attaqué, il ne se défend pas.

Il est pris d'une telle horreur, qu'il perd l'instinct de la défense; le plus petit des chiens attaque le plus gros, sans que celui-ci cherche un instant à faire usage de sa supériorité; si le chien bien portant est surpris par un chien atteint de rage, il le flatte et cherche le moyen de se soustraire à son agression en fuyant lorsqu'il croit l'attention de celui-ci détournée.

L'orgasme vénérien est un des symptômes les plus constants de la rage, surtout chez les mâles. Les femelles l'éprouvent aussi, mais plus rarement. On cite, dans un procès-verbal de l'école vétérinaire de Lyon, 1823, qu'une chienne appartenant à un particulier de Lyon éprouva, deux jours avant de chercher à mordre, une telle excitation dans les organes de la génération, qu'elle recherchait les chiens, et que ces derniers la fuyaient, quoiqu'elle ne mordît pas encore. Elle succomba à la rage quelques jours après. Cet exemple prouve que le chien a l'instinct de découvrir cette maladie chez l'animal qui en est atteint, même avant que les symptômes soient apparents pour nous.

Il y a des cas où le chien enragé perd complétement

la voix. L'assoupissement constant pourrait faire croire à une autre maladie; mais, lorsqu'on touche à un animal atteint de rage, le contact lui donne une secousse comme électrique; alors il se précipite sur l'objet, ou il se laisse aller à son premier abattement. Il urine comme les jeunes chiens; son urine est chargée et souvent noirâtre.

La dernière série de symptômes que je viens de décrire est appelée rage-mue; il arrive souvent que l'animal meurt sans avoir quitté cette attitude de tristesse et d'abattement : il n'a par conséquent pu faire aucun mal.

On doit présumer qu'un animal est atteint de la rage lorsqu'il mord, non pour se défendre, mais par besoin de mordre, et aussi lorsqu'un loup mord un animal sans le dévorer.

Il arrive qu'un animal mordu par un chien enragé ne le devient pas, surtout lorsque la morsure porte sur une partie pourvue de poils longs et fournis : c'est qu'alors la bave n'a pu être inoculée, qu'elle est restée sur les poils. Un animal mordu est de trente à quarante jours à sentir la maladie; il est très-rare qu'après ce délai un animal mordu devienne enragé.

Il est nécessaire de séquestrer un animal mordu par

un chien errant, qu'il soit enragé ou non ; toutes précautions doivent être prises : prolonger la surveillance de cinquante-cinq à soixante jours ; bien que ce délai soit très-long, nous avons des exemples qu'il a été dépassé lorsqu'il y a eu inoculation de la rage. Toutefois, lorsque la maladie est à l'état d'incubation, lorsqu'elle doit se déclarer, la cicatrice dont se couvre la blessure devient tuméfiée, douloureuse, chaude, et s'ouvre quelquefois ; il en sort une sérosité roussâtre ; le plus ordinairement, c'est l'animal qui rouvre les plaies en se frottant contre des objets qui l'environne ou en se grattant avec ses dents ou ses pattes ; quelques jours après, la rage survient avec tous les symptômes que nous avons décrits, et deux à trois jours après l'animal meurt dans les convulsions.

Le 24 avril 1824, une chèvre fut mordue à la cuisse droite par un chien enragé ; la plaie fut cautérisée le lendemain ; la bête fut conduite à l'école d'Alfort. Pendant plus de deux mois, elle a joui de la santé la plus parfaite ; on la croyait guérie, lorsque, le 28 juin, même année, on s'aperçut que la partie mordue était le siége d'une forte démangeaison : la bête se frottait constamment. A partir de ce moment, la chèvre refusa toute nourriture. Les symptômes de la rage se manifestèrent le 31, et elle mourut le 1er juillet 1824, complétement enragée.

Le chat, lorsqu'il doit devenir enragé, est triste ; il refuse les aliments ; sa démarche est lente ; il ne joue plus ; son poil se hérisse et perd son lustre ; il fuit les caresses, et, si on le touche, il griffe ou cherche à mordre. Ces symptômes augmentent, il fait comme le chien, fuit le logis et attaque de la griffe et de la dent ce qui se trouve sur son passage, de préférence les chats ; sa voix change : elle devient rauque, souvent complétement éteinte : toutefois la rage est très-rare chez ces animaux.

Le cheval qui a été mordu par un animal enragé a les mêmes symptômes que le chien : la tristesse, l'inquiétude, le dégoût, etc. Cependant il est moins facile de se douter du mal avant que l'affection se dévoile avec des signes plus caractéristiques. Ainsi l'animal se remue presque constamment, il rue, frappe du pied, secoue la tête; il a souvent des envies de mordre, se mord lui-même, bave considérablement, va jusqu'à se manger les chairs des jambes; ses yeux sont étincelants; il mange indistinctement le bois et les briques de sa mangeoire, il ne boit pas, il se jette sur l'eau sans en avaler ; vers le troisième ou quatrième jour, les accès deviennent plus fréquents, l'animal est pris de tremblements et meurt dans les convulsions.

Chez le bœuf, la vache, et les bêtes à cornes, la maladie est plus prompte à se déclarer, et les symptômes sont plus alarmants.

L'animal se tourmente beaucoup et fait entendre des beuglements rauques; il va çà et là, monte dans la crèche, frappe de ses cornes, saute sur les autres, se précipite sur les personnes qui entrent dans l'étable. Une grande difficulté à uriner, puis un écoulement considérable d'urine, beaucoup de propension à l'accouplement. Il bave beaucoup et laisse pendre sa langue, boit souvent avec avidité l'eau qu'on lui présente. L'agitation augmente, le tremblement, les convulsions, puis le ballonnement et la paralysie des membres; enfin une oppression considérable, et la mort du troisième au quatrième jour.

Chez d'autres sujets, le facies dénote l'abattement : ils restent couchés, et, lorsqu'on les oblige à se lever, la région postérieure du corps est faible et comme paralysée; la langue est pendante, et l'animal bave beaucoup; il mange peu et boit souvent avec avidité; la paralysie augmente au point que le devant peut seul exécuter des mouvements; l'animal se ballonne, puis meurt très-lentement ; jamais il n'y a de signes d'hydrophobie. Il faut savoir que ces animaux ont été mordus pour croire à la rage.

Chez les bêtes à laine, la maladie est la même que chez les bêtes à cornes, elle se reconnaît à la démarche incertaine, à l'inquiétude générale, à l'excitation vénérienne accompagnée de tristesse ; jamais horreur de l'eau, ils frappent de la tête sans intention de livrer un combat, comme le font les bêtes les plus gaies du troupeau ; ils sont sourds à la voix du berger, et ne craignent plus les menaces du chien.

Le porc a les mêmes symptômes : il ne mange plus, a la langue pendante et la gueule remplie de salive épaisse, cherche rarement à mordre ; du sixième au septième jour, il est atteint de paralysie et meurt avec le ventre gonflé.

Dans l'ensemble des symptômes que je viens de tracer sur la rage chez les animaux domestiques, il est facile de reconnaître qu'il y a une série de ces symptômes qui sont les mêmes chez tous les animaux atteints : ainsi, la tristesse, l'abattement, les yeux rouges et hagards, l'envie de mordre ou de faire usage des moyens offensifs ou défensifs, la forte salivation et l'hydrophobie.

Il y a cependant des maladies chez le chien que l'on peut confondre avec la rage; ce sont : la maladie des chiens, la gastro-entérite, la gastrite, les maux de gorge (angine), croup, les vers intestinaux.

Il est facile de distinguer la maladie des jeunes chiens, qui ne se déclare ordinairement que pendant la seconde dentition ; il y a fréquemment envie de mordre, mais le chien exécute rarement son intention; il recherche l'eau fraiche et ne paraît jamais satisfait de celle qu'il vient de boire ; il a souvent des convulsions, qui ne sont que les effets de la dentition ou d'une vive inflammation d'estomac; il a les yeux abattus, presque fermés et du pus dans l'angle nasal ; il jette souvent par le nez. La gastrite et la gastro-entérite se distinguent très-facilement de la rage, encore bien que très-fréquemment les animaux aient l'envie de mordre et un grand abattement. Il suffit de leur présenter de l'eau fraîche pour se convaincre qu'ils désirent calmer leur estomac en buvant. Les vomissements sont aussi très-fréquents, et ils ne se remarquent jamais dans le cas de rage. Quant aux maux de gorge, croup, etc., il y a difficulté dans la respiration et la déglutition, mais très-rarement envie de mordre ; la voix est voilée; mais l'animal a le sentiment de sa douleur, et il l'indique, pour ainsi dire en tournant la tête péniblement et en faisant des efforts fréquents pour avaler sa salive.

Dans le cas de vers intestinaux (les vers plats et articulés connus vulgairement sous le nom de vers solitaires), il y a souvent, de la part du sujet malade, envie de mordre ; il est facile de voir que ce symptôme n'est qu'un signe de douleur interne. Au reste, ce n'est jamais que lorsqu'on touche au chien affecté qu'il cherche à mordre. Le plus souvent il a des convulsions : dans les vomissements et les excrétions, on reconnaît des parcelles de ténia. Dans aucun cas, l'animal ne cherche à fuir.

Tout animal atteint de la rage est mort dans un délai très-court; dès l'apparition des premiers signes, il est très-rare que la vie se prolonge au delà de quatre à cinq jours ; lorsqu'un chien est atteint des premiers signes de la rage, en l'enchaînant immédiatement, trente-six à quarante heures après il a cessé d'exister.

Comme le chien enragé ne fait pas de prise en mordant, que c'est plutôt un mouvement nerveux des mâchoires, il arrive qu'un animal qui est mordu reçoit souvent considérablement de coups de dents, qui sont donnés si violemment, que c'est à peine si l'on voit les ouvertures faites à la peau ; c'est d'autant plus difficile que le chien est plus petit, puisque les dents sont plus fines.

Il est bien entendu que tous les animaux mordus seront séquestrés et surveillés convenablement, les chiens surtout, attendu qu'ils sont les plus dangereux lorsque l'affection se déclare chez eux. Tout chien mordu par un chien errant sera traité comme s'il l'était par un animal notoirement enragé. Quant au traitement de la rage chez les animaux, nous renvoyons au traitement de la rage chez l'homme, la maladie étant identique et devant être combattue par les mêmes moyens.

La rage se développe à toutes saisons chez les chiens, chats, etc. ; mais c'est au printemps et à l'automne qu'elle se montre le plus fréquemment. Le développement de cette maladie ne paraît en rapport ni avec les températures extrêmes, ni avec les privations et les mauvais traitements, ni avec l'époque du rut. Les époques de l'apparition de la rage sont aussi celles de l'apparition plus fréquente des fièvres éruptives qui atteignent l'espèce humaine.

DE

LA RAGE CHEZ L'HOMME

DE

LA RAGE CHEZ L'HOMME

CHAPITRE II

HYDROPHOBIE CHEZ L'HOMME. — MODE DE TRANSMISSION DE LA RAGE DES ANIMAUX A L'HOMME.

L'homme aussi peut présenter des symptômes analogues à ceux qui caractérisent la *rage* chez les animaux; et, en première ligne, l'horreur pour l'eau, les liquides et les corps brillants. Beaucoup de personnes et même de médecins instruits, frappés surtout de ce symptôme prédominant, l'ont régardé comme un caractère spécifique de la *rage*, et ont confondu sous ce nom, et surtout sous celui d'hydrophobie, tous les cas dans lesquels se montre l'horreur pour l'eau; mais il s'en faut de beaucoup que l'on doive assimiler à la *rage canine* toutes les maladies qui présentent, au milieu d'un ensemble des troubles nerveux, une répulsion invincible pour les liquides. Le caractère essentiel de la rage vraie, de la rage contagieuse, rage canine, c'est son origine.

De même que l'éruption vaccinale (Cow-Pox, vérole de vache) reconnaît pour cause essentielle chez l'homme la transmission médiate ou immédiate d'un virus spontanément développé chez la vache, de même la rage vraie, rage canine, ne se montre chez l'homme que si un virus spécial développé chez un animal enragé lui a été préalablement transmis. C'est là une vérité qui ne saurait être trop hautement proclamée et qui domine tout dans l'histoire de la rage; et si c'est une erreur de croire que cette maladie peut se développer spontanément chez l'homme, c'en est une non moins grande d'attribuer le moindre fondement à ces histoires de rages développées à la suite de morsures faites par des hommes ou des animaux furieux, mais non enragés.

Comment s'opère la transmission de cette terrible maladie à l'homme? Tous les animaux malades de la rage peuvent-ils la donner?

Dans le cas le plus simple et le plus fréquent, un loup, un chien, deviennent spontanément enragés; des individus sont mordus, et ils présentent au bout d'un temps variable les phénomènes de la rage. Est-ce le fait même de la blessure qui a produit la rage? Non, elle ne résulte pas des blessures, si profondes qu'elles soient, faites par les griffes d'un chat enragé. Ce qui produit la maladie, c'est autre chose que la blessure, autre chose que la blessure même par les dents: c'est l'inoculation dans la plaie de la morsure d'un poison spécial que recèle la bave écumeuse de l'animal.

La bave de tout animal enragé peut-elle donc transmettre la rage, lorsqu'elle est inoculée, à un individu sain?

On est généralement tenté de répondre à cette question par l'affirmative, et cependant c'est une erreur dont les conséquences sont de la plus haute gravité.

Les animaux autres que ceux sujets à être atteints spontanément de la rage peuvent la recevoir, mais non la communiquer. La morsure des quadrupèdes herbivores, bœuf, vache, cheval, cochon, lapin, etc., enragés, ne peut donner la rage ni à d'autres animaux ni à l'homme.

Le raisonnement porte à conclure tout d'abord qu'il en est de même pour l'homme, et que, s'il peut recevoir la rage, il ne peut la donner par morsure ni autrement.

Un grand nombre de fois, en France, en Angleterre, en Allemagne, on a inoculé la salive d'hommes morts de la rage à des animaux de diverses espèces, et jamais, sauf peut-être un cas douteux, la rage ne s'est développée.

Combien il y a loin du résultat de ces expériences aux opinions anciennes, qui faisaient des individus atteints de la rage un sujet d'horreur et de terreur pour tous! Et ce ne sera pas certes un des moindres services rendus par la science que de renverser ces barrières que la crainte élève autour des malheureux malades, et qui, chez les populations ignorantes, éloignent d'eux tout secours et toute pitié!

Répétons-le donc, la morsure d'un homme ne peut transmettre la rage; et, comme nous le verrons d'ailleurs dans le plus grand nombre des cas, l'homme atteint de la rage ne cherche point à mordre.

Non-seulement la rage ne peut être transmise à l'homme comme aux autres animaux que par les chiens, loups, renards, chats, etc., enragés, mais il paraît même très-probable, sinon certain, que, pour qu'un de ces animaux puisse communiquer la maladie dont il est atteint à un homme ou à tout animal d'espèce différente, il ne suffit pas qu'il soit *enragé,* il faut encore qu'il le soit devenu spontanément ; au moins après la troisième transmission la rage paraît-elle s'éteindre, c'est-à-dire qu'un chien chez lequel la rage a été la conséquence de la morsure d'un autre chien, devenu aussi enragé par morsure, ne peut plus communiquer cette maladie que d'une manière très-faible et très-incertaine, ou peut-être même ne peut plus la communiquer.

Ainsi, c'est seulement des espèces ou même des individus sujets à la rage spontanée que l'homme doit redouter la communication de cette terrible maladie.

Dans le plus grand nombre des cas, nous l'avons déjà dit, un homme est mordu, et en même temps le poison est déposé dans les plaies des morsures. Mais cette voie est-elle la seule ouverte au virus rabique ?

On croit généralement que tout dans un animal enragé est à redouter ; que la chair, le sang, le lait, la sueur, l'haleine, l'approche même d'un animal enragé peuvent transmettre la rage.

Ce que nous avons dit de la transmission d'une manière générale juge d'abord la question pour les herbivores et pour l'homme. Mais il est en outre certain que la chair et le sang des chiens, loups, etc., enragés, ne sont pas nuisibles, car des médecins anciens faisaient prendre, et sans inconvénient, comme remède, le foie et le sang du chien ou du loup mort de la rage ; et dans ces derniers temps on a même introduit dans le sang de chiens vivants le sang de chiens enragés, et cela n'a eu aucune suite.

On n'a donc rien à craindre pour avoir reçu sur la peau nue, ou même sur une plaie, du sang d'animal enragé.

Le lait non plus ne transmet pas la rage ; le lait et le beurre de vaches mortes de la rage n'ont produit aucun mal à ceux qui en ont usé, pas même aux enfants nourris du lait de ces vaches jusqu'au jour de la mort de celles-ci.

Une femme atteinte de la rage ne la transmettrait pas à l'enfant qu'elle allaiterait.

Il n'est pas dangereux non plus de respirer l'haleine d'un enragé ou de toucher sa peau couverte de sueur ; une multitude de personnes et de médecins qui ont soigné les enragés dans les derniers jours de leur maladie n'ont éprouvé aucun accident après les avoir portés, changés de lit, et même après avoir reçu des bouffées de leur haleine dans la bouche.

Enfin on a dit aussi que la cohabitation avec un individu enragé était une cause de contagion; cela est faux, et il ne manque pas d'exemples d'individus mordus par un animal enragé ayant vécu maritalement avec leurs femmes jusqu'au temps où la maladie se déclara, sans aucune suite fâcheuse pour celles-ci.

La terrible faculté de transmettre la rage est exclusivement accordée à la bave écumeuse qui baigne la bouche et les voies aériennes de l'animal sujet au développement spontané de cette maladie.

Le contact même de cette bave sur la peau saine n'est pas à craindre. Un homme s'empara du cadavre d'un loup enragé, l'écorcha pour en avoir la peau, et plongea ses mains non-seulement dans son sang, mais encore dans sa bave, et il ne lui arriva rien de fâcheux.

La bave paraît n'avoir non plus aucune action sur la peau des lèvres et l'intérieur de la bouche. Des peuples anciens, les Psylles et les Marses, guérissaient la morsure des animaux enragés comme celle des serpents, en appliquant leur bouche sur la plaie pour en sucer le venin.

Aujourd'hui encore on rencontre dans certains pays des hommes qui appliquent hardiment leur bouche sur la plaie après la morsure de l'animal.

Mais le simple contact de la bave est bien loin d'être sans danger si la peau présente la moindre écorchure, car alors se trouve remplie la condition essentielle pour la transmission de la rage, l'*inoculation*, c'est-à-dire l'introduction du virus rabique dans une plaie. Un chien malade est soigné avec beaucoup d'attention par une fille de peine dont les mains avaient une écorchure ; le chien s'échappa ; il était enragé. Six semaines après, la fille est prise des accidents de la rage et y succombe.

D'autres personnes ont eu le même sort pour avoir fait lécher des plaies ou des écorchures par un chien atteint de la rage.

Ainsi, la transmission de la rage a lieu par *inoculation*, et pour que cette inoculation ait lieu, il faut et il suffit que deux conditions soient remplies : l'existence d'une plaie et le contact de la bave empoisonnée avec cette plaie ; peu importe qu'elle existât antérieurement ou qu'elle ait été le résultat de la morsure empoisonnée.

D'autres fois une plaie faite même par les dents d'un animal enragé ne donne pas la rage, si, par une circonstance fortuite, la bave virulente n'imprégnait plus les dents au moment où elles pénètrent dans les chairs. Un loup enragé mord plusieurs personnes, les unes sur des parties découvertes, aux mains, au visage, les autres à travers leurs vêtements. Les premières sont atteintes de la rage, les secondes y échappent, parce que les dents de l'animal, en traversant des vêtements épais, y avaient laissé la bave qui les imprégnait; dès lors la morsure, n'étant pas empoisonnée, ne dut entraîner aucun accident.

CHAPITRE III

INCUBATION. — RAGE CONFIRMÉE. — SYMPTOMES. — TABLEAU DE LA MALADIE. — DIAGNOSTICS DIFFÉRENTIELS.

Un homme a été mordu, et le virus de la rage a été inoculé par la morsure ; que va-t-il arriver ?

Le plus souvent la plaie va suivre la marche des plaies ordinaires, guérir, se cicatriser même, et pendant un temps plus ou moins long rien ne décèlera le sort qui attend la malheureuse victime ; puis tout à coup la rage se déclare.

Ce temps d'apparente immunité, c'est ce qu'on appelle la période d'incubation. Si l'on en croit les auteurs anciens, l'incubation pourrait, dans certains cas, n'être que de quelques heures, et dans d'autres durer pendant dix et même vingt années. Mais ces deux termes extrêmes ne sont pas en rapport avec le résultat d'observations plus récentes et mieux faites.

C'est ordinairement du quinzième au quarantième jour après la morsure que se montre la rage. Passé cette époque, le temps doit diminuer progressivement les craintes, et le plus long intervalle qui puisse s'écouler entre la morsure et l'invasion de la maladie paraît être de dix-sept mois. Mais nous ne croyons pas à une limite aussi étendue.

Quelques circonstances paraissent activer le développement de la maladie et en déterminer l'apparition.

Ainsi l'exposition à un soleil ardent : la rage se déclare chez un homme le lendemain du jour qu'il fut exposé aux rayons d'un soleil ardent, quatorze jours après la morsure d'une louve enragée ; l'exposition à un vent très-fort paraît une fois avoir produit le même effet. Le chagrin, la colère, la crainte, surtout la crainte de la rage, ont également une influence très-marquée ; il en est de même des excès de tout genre, et en général des causes qui affaiblissent l'individu, soit sous le rapport moral, soit sous le rapport physique.

Mais les causes d'un autre genre, et qui hâtent ou déterminent d'une manière non moins efficace l'invasion de la rage, ce sont celles qui déterminent une irritation locale de la blessure, cicatrisée ou non, par laquelle le virus rabique a été inoculé. — Claude Abeille, mordu par une louve enragée, se croyait à l'abri du sort de ses compagnons d'infortune, tous morts de la rage depuis près de neuf mois. Par hasard, il reçoit un coup sur la cicatrice de la morsure, qui se rouvre à l'instant et devient douloureuse : la douleur, le spasme, saisissent le membre, l'hydrophobie apparaît, bientôt la *mort*.

Ainsi, lorsqu'après un temps plus ou moins long la rage inoculée se déclare sous l'influence d'une des causes que nous venons de citer, ou spontanément, une douleur se fait sentir dans la cicatrice, qui devient rouge, livide, s'ouvre même quelquefois, laisse sécréter de la sérosité roussâtre. — Si la plaie n'est pas encore fermée, elle se tuméfie, ses bords se renversent, et elle prend un mauvais aspect ; c'est par là, en général, que débute la maladie. Cependant il y a des exemples de personnes mortes de la rage sans que la plaie ou la cicatrice aient éprouvé aucun changement.

En même temps que la plaie devient douloureuse, un

mal de tête, généralement très-fort, se déclare. Tantôt le sommeil est prolongé, agité ; le malade, taciturne, accablé de fatigue, ne fait que des réponses brusques et courtes ; tantôt, au contraire, le sommeil est impossible, la parole vive, la conversation animée, les mouvements prompts ; les yeux sont brillants et sensibles à la lumière. Le pouls est plus fréquent et plus développé, le visage plus animé. Il y a peu d'appétit, quelquefois des coliques et des vomissements.

Jusque-là rien de caractéristique ; et si, ce qui n'est pas rare, la circonstance de l'inoculation de la rage a été oubliée ou méconnue, le malade et ceux qui l'entourent peuvent croire à un simple malaise mal déterminé. Mais, au bout de quatre à six jours, quelquefois deux ou trois seulement, de cet état de vague souffrance, apparaît le signe fatal de la rage confirmée : — l'horreur des liquides ; le malade, tourmenté par la soif, prend le vase, frissonne à la vue du liquide, l'approche et l'éloigne de sa bouche ; il fait plusieurs tentatives pour boire ; mais, dès que la liqueur touche à ses lèvres, il jette le vase avec effroi. — Les yeux sont brillants, hagards, la poitrine agitée de mouvements convulsifs comme chez une personne que l'on précipite brusquement dans l'eau.

Ce tremblement, ces étouffements douloureux durent quelques secondes, et apparaissent bientôt de nouveau, non-seulement à la vue des liquides, mais sous l'influence de toute excitation même légère des sens, de la peau, ou même de l'imagination. — Les sons aigus, la vue d'un miroir, d'un métal poli, d'un corps transparent, le bruit de la chute de l'eau, la seule pensée des liquides, et même l'impression de la plus légère agitation de l'air produite par une porte ouverte ou fermée, toutes ces causent suffisent pour déterminer le retour des convulsions.

Cet état, qui constitue un accès de rage, diminue ou cesse au bout d'un certain temps ; le malade alors peut quelquefois boire, et même paraît pendant quelques heures guéri; mais bientôt les accidents recommencent, et à mesure que les accès se renouvellent, les convulsions ne sont plus seulement bornées à la poitrine, mais s'étendent à tout le corps, et finissent par devenir presque continuelles.

Dans certains cas, où l'ensemble de l'accès est du reste le même, il y a des différences relatives à l'horreur pour les liquides ; quelques malades peuvent encore boire du vin rouge et du bouillon quand l'aversion pour l'eau est invincible; quelques-uns regardent sans peine un breuvage mis dans un pot noir, et entrent en convulsion quand on le leur présente dans un verre ; enfin il peut arriver, rarement à la vérité, qu'il n'y ait pas d'aversion pour les liquides, mais seulement difficulté et douleur en avalant les boissons.

Une soif vive tourmente ces infortunés, et ils ne peuvent la satisfaire. Une chaleur intérieure, une ardeur brûlante les dévore, alterne avec le frisson déterminé par la vue des liquides. Le second jour de la rage confirmée, les malades commencent à cracher, ou plutôt à crachoter, par des expectorations promptes et fortes, nécessaires pour détacher la salive gluante et écumeuse qui s'attache au gosier.

Vers la fin de la maladie, la bave, mal chassée par une respiration convulsive, violente, se répand sur les lèvres et coule hors de la bouche. En même temps l'animation des sens et de l'intelligence qui se fait remarquer dans la première période augmente notablement : les yeux, brillants, étincelants, ne se ferment plus ; la lumière, les couleurs vives, les impressionnent douloureusement ; ils cherchent l'obscurité ; l'ouïe aussi est très-fine. Les malades montrent souvent une intelligence, une sensibilité extraordinaire, et presque toujours bien, loin de chercher à mordre, remercient avec une reconnaissance touchante les personnes qui les entourent de leurs soins. D'autres fois le malade exhale des plaintes déchirantes ; il est en proie à une terreur continuelle, qui a peut-être sa source dans la déplorable erreur, malheureusement trop répandue, qui leur font croire que ceux dont ils reçoivent les soins n'ont pour mission que de hâter leur mort.

L'envie de mordre, qui aux yeux du vulgaire rend si redoutable l'approche des malheureux atteints de la rage, est au contraire très-rare et n'est qu'un effet de la manière dont est frappée l'imagination de certains malades qui ont conscience de leur état. Presque toujours, dans ces cas, lorsque l'envie de mordre se fait sentir, le malade en avertit les personne qui l'entourent.

Le délire et les convulsions n'apparaissent d'ordinaire qu'à l'approche du terme fatal de la maladie. Rarement le délire est furieux ; mais les convulsions acquièrent quelquefois une telle force, qu'elles brisent les cordes qui retiennent le malade, ce que ne pourraient faire souvent plusieurs hommes vigoureux.

Enfin, à mesure que la maladie avance, et la marche en est généralement rapide, la voix s'altère, devient rauque, s'affaiblit, s'éteint ; la poitrine est comme serrée dans un étau ; la respiration, de plus en plus entrecoupée, s'embarrasse ; le malade perd connaissance ; la bave écumeuse se répand sur ses lèvres ; le pouls devient petit et faible ; le corps se recouvre d'une sueur visqueuse et fétide, et tantôt la mort arrive au milieu d'un accès convulsif, tantôt les malades s'éteignent pour ainsi dire peu à peu, sans agonie, ordinairement le second ou le troisième jour de la rage confirmée, rarement au delà du cinquième.

Le seul caractère réellement essentiel de la rage, c'est, avons-nous dit, son origine, sa cause, l'inoculation d'un virus spécifique. En effet, le signe le plus important, l'horreur de l'eau (hydrophobie), peut manquer dans certains cas de rage confirmée ; et, d'autre part, dans certaines maladies très-différentes de la rage, on peut observer un ensemble de symptômes absolument semblables, et dans ces cas le point de départ de la maladie peut seul éclairer sur sa nature. Ainsi, à la suite d'un refroidissement brusque, ou de l'usage de boissons glacées, le corps étant en sueur, on a vu apparaître spontanément des douleurs dans les bras, dans la nuque, accompagnées de mal de tête violent, de chaleur, de soif, et suivies bientôt de tremblements universels, de cris aigus, lorsque le malade approchait de ses lèvres un verre rempli de liquide, ou lorsque cet objet frappait sa vue, etc. L'agitation de l'atmosphère, l'haleine même des personnes qui l'entourent, déterminent des tremblements convulsifs, des étouffements, etc., exactement comme dans la rage confirmée, et la mort, presque constamment, est la terminaison de ces cas malheureux ; mais il est évident qu'il ne s'agit dans ces cas que de fièvres cérébrales d'une nature extrêmement grave.

Certaines femmes, sujettes aux attaques de nerfs, ou à la suite de la suppression brusque des règles, ont présenté des symptômes semblables. Enfin, un fait non moins singulier, c'est que l'empoisonnement par certaines substances, par l'*asarum* (pied-de-veau), par les fruits de la stramoine (*datura stramonium*), peut faire croire encore plus complétement à l'apparition de la rage vraie, puisque, dans le dernier cas surtout, outre l'horreur des liquides, des corps brillants, les tremblements convulsifs, etc., etc., on a observé une envie de mordre et de déchirer tout ce qui se présente devant la bouche, même ses propres membres, et en outre le crachotement continuel d'une bave écumeuse tout à fait semblable à celle des enragés.

Dans tous ces cas, l'absence d'une blessure et surtout d'une morsure antérieure, doit mettre sur la voie de la vérité.

Une autre erreur est possible encore, c'est de croire à l'apparition de la rage, lorsqu'à la suite d'une blessure, et surtout d'une morsure faite par un animal quelconque, se montrent ces formidables accidents convulsifs qui caractérisent le tétanos. Mais, dans ces cas, bien que la respiration soit convulsive, entrecoupée, que le bruit, la lumière vive, etc., déterminent le retour des accès convulsifs, il n'y a jamais cette aversion pour les liquides qui manque si rarement dans la rage, et l'ensemble des symptômes, surtout la nature des convulsions, cette roideur caractéristique des membres, qu'on n'observe jamais dans la rage, ne permet pas même le doute à un médecin éclairé.

Disons surtout que la frayeur, la crainte de la rage, peut causer une *fausse rage*, en tout semblable à la rage vraie, sauf son origine et sa terminaison, qui n'est pas comme dans celle-ci, fatalement mortelle. Rien n'en pourra donner une meilleure idée que l'exemple suivant : « Un jeune homme ayant été mordu par un chien qu'il se figurait enragé, eut tous les symptômes de la rage le cinquième jour après sa morsure. Il allait y succomber, lorsqu'on amena dans sa chambre le chien qui l'avait mordu, lequel était parfaitement bien portant ; cette vue le tranquillisa, et quatre jours après il était en état de se livrer à ses exercices habituels. »

Un autre enseignement ressort de ce fait, c'est que lorsqu'un chien a mordu quelqu'un, bien loin de s'empresser de le tuer comme on fait presque toujours, on doit bien plutôt l'enchaîner pour l'observer et vérifier s'il était véritablement enragé ; dans ce cas, on verra périr l'animal en peu de jours. Si, au contraire, il continue de vivre, la rage n'est pas à craindre.

CHAPITRE IV

GRAVITÉ DE LA MALADIE. — SOINS IMMÉDIATS.
— TRAITEMENT CHIRURGICAL.
— INCISION. — CAUTÉRISATION. — TRAITEMENT MÉDICAL.
— GUÉRISON.

Lorsque quelqu'un a été mordu par un animal enragé, que doit-on craindre, que doit-on espérer?

D'abord, d'après ce que nous avons dit, il n'y aura pas de crainte sérieuse à concevoir si l'animal n'appartient pas à l'une des espèces des genres chien ou chat. Et, dans ce dernier cas même, il y a moins à craindre si l'on est certain que l'animal n'est pas devenu spontanément enragé, mais que la rage lui a été transmise, et qu'il l'a reçue d'un autre animal qui lui-même n'était pas atteint de rage spontanée.

Mais si un virus rabique actif a été inoculé, toute plaie, même la plus petite, est grandement redoutable. Les plus petites plaies sont même souvent plus graves, parce que le sang qui sort avec impétuosité des grandes entraîne le virus, et parce que ces dernières sont moins souvent négligées que les autres. Le voisinage d'un organe important aggrave le danger de la morsure; les artères, les yeux, les articulations, rendent plus difficile l'application des moyens à employer pour le traitement de la plaie empoisonnée. C'est ainsi que s'explique la fréquence plus grande de la rage lorsque les plaies ont été faites à la figure.

En général, les plaies faites sur des endroits couverts de vêtements sont moins dangereuses, parce qu'il arrive souvent que ces vêtements arrêtent la bave de l'animal.

Cette bave elle-même n'est peut-être pas susceptible de transmettre la rage, selon certains auteurs, lorsque l'animal n'a pas encore éprouvé l'horreur de l'eau, lorsqu'il n'est pas arrivé à la période de la rage confirmée.

La gravité de la blessure s'accroît par la négligence des premiers moyens de traitement.

Combien de temps cependant après la morsure est-il encore possible de soustraire les blessés à cette horrible maladie? Bien qu'on doive se hâter le plus possible d'employer les moyens préservatifs, il est probable cependant que ces moyens peuvent encore avoir une action efficace tant que la rage n'est pas déclarée.

Toutes les personnes mordues du reste ne contractent pas la maladie. Les faits le démontrent amplement, bien qu'il ne soit pas possible encore aujourd'hui de connaître la cause de ces exceptions à une loi fatale. Tantôt, sur trente personnes mordues par un chien enragé, la rage s'est déclarée chez une seule; tantôt, sur vingt-trois mordues par une louve, treize meurent de cette maladie.

Mais quand la rage est déclarée, peut-elle être guérie? La réponse à cette question n'est pas facile : assurément, dans l'immense majorité des cas, la mort termine fatalement la maladie. Mais il suffit qu'il existe quelques cas, si rares qu'ils soient, de guérison indubitable de la *rage vraie*, pour que l'on doive, jusqu'au dernier moment, tenter tous les moyens et conserver quelques lueurs d'espoir!

Que faut-il faire pour combattre la rage?

La conduite à tenir diffère suivant que la rage est seulement inoculée, ou suivant qu'elle est *développée*, confirmée. Dans le premier cas, on s'attache à prévenir l'apparition des accidents de la rage confirmée; pour cela, on a recours à deux ordres de moyens : les uns s'adressent à la plaie elle-même, et ont pour but de détruire sur place le virus qu'elle renferme; les autres ont la prétention de poursuivre le virus dans les humeurs, de le détruire ou de le neutraliser; mais autant l'efficacité des premiers moyens est incontestable dans le plus grand nombre des cas, autant la prétention des seconds est peu justifiée.

La première chose à faire, c'est de dégorger la plaie, de favoriser l'écoulement du sang, et même, si la plaie est étroite et profonde, de l'agrandir; puis, immédiatement, il faut tâcher d'enlever le virus, non pas avec la bouche, mais avec une seringue sans canon, ou même avec une ventouse, comme on peut toujours en improviser une avec un verre que l'on renverse brusquement sur la plaie, après y avoir allumé un peu d'alcool, de coton imprégné de ce liquide, ou même du papier.

Aussitôt après la ventouse, ou, à son défaut, immédiatement après avoir pressé et dégorgé la plaie, il faut la laver, soit avec de l'eau vinaigrée, soit avec de la lessive de cendre, soit plutôt même avec de l'eau pure et en abondance, et en frottant la surface de la plaie, ou bien en y dirigeant un jet d'eau plein et rapide. — Un des exemples les plus remarquables de l'utilité des lotions est le suivant : plusieurs personnes que venait de mordre un loup enragé se retirèrent, les unes en traversant une rivière et en lavant ainsi leurs plaies; les autres en passant sur un pont; ces dernières furent seules atteintes de la rage.

Mais il ne suffit pas de dégorger, de laver la plaie et d'enlever par tous les moyens possibles le virus qui est resté à la surface : une partie de ce virus a pénétré immédiatement dans les chairs, il faut détruire, et détruire complétement, toutes les parties suspectes d'infection ; il faut emporter avec un bistouri ou un rasoir tout le bord et le fond de la plaie, et, s'il y a des lambeaux, les retrancher. — Si un ou deux doigts, le bout de l'oreille, du nez, etc., ont été mordus, il faut les retrancher du corps avec le rasoir ou un autre instrument tranchant. Si d'après ce dernier conseil on a fait l'amputation de la partie mordue, cela peut suffire. Mais, si l'on a seulement enlevé la surface de la plaie, il sera prudent de recourir encore à un moyen que beaucoup conseillent d'employer tout d'abord : c'est la cautérisation de la plaie.

Cette cautérisation se fera avec un fer rougi à blanc, le manche d'une pelle ou tout autre instrument; si la plaie est large et superficielle, il faut brûler exactement et profondément toute la surface de la plaie, et même fendre en plusieurs endroits la partie carbonisée, et brûler de nouveau pour faire pénétrer plus avant l'action du feu. A défaut de fer rouge, il ne faudrait pas hésiter à employer, si on le peut, immédiatement, de la poudre à tirer, de l'amadou, du linge même, etc., que l'on ferait brûler sur la plaie. Si la plaie est profonde, étroite ou voisine d'organes très-importants, il faut employer, de préférence au fer rouge, du beurre d'antimoine, ou, à son défaut, de la chaux vive.

On dégorge la plaie, on l'arrose, on la lave, on la tamponne de charpie sèche, et, quand l'écoulement de sang est arrêté, on porte sur le fond et les bords de la plaie un bâton ou un bourdonnet de charpie chargé de beurre d'antimoine ou de chaux vive, délayée avec de l'esprit-de-vin. Il faut brûler entièrement toute la plaie. Si les lèvres ou les paupières ont été mordues, porter le caustique dans l'intérieur de la bouche, sur l'œil même, s'il le faut. Il faut se bien persuader que le seul préservatif efficace c'est la cautérisation de la plaie, et craindre toujours de laisser échapper un seul point à l'action du caustique : ce point échappé, on n'a rien fait et la rage peut se développer.

On cite l'exemple d'un homme à qui l'on emporta, par une incision, vingt-cinq jours après la morsure, sa cicatrice molle et douloureuse: on appliqua l'alcali caustique, on pansa avec l'emplâtre vésicatoire; quinze mois après cet homme se portait bien, tandis que plusieurs animaux mordus par le même chien, mais auxquels on ne fit rien, périrent de la rage.

Si la morsure est déjà cicatrisée, il sera prudent de fendre ou même d'enlever la cicatrice et de cautériser profondément; après la cautérisation il sera toujours utile de faire suppurer longtemps la plaie, même de l'exciter avec de la poudre de cantharides, l'emplâtre vésicatoire, etc.

On paraît avoir également employé, avec un grand avantage, l'acide sulfurique anhydre ou très-concentré, qui, étant liquide, a sur les caustiques solides ou demi-solides l'avantage de pénétrer dans toutes les anfractuosités des plaies.

Les moyens que nous venons d'énumérer doivent et peuvent toujours être employés. Il faut y avoir recours, si l'on peut, immédiatement après la blessure, en attendant l'arrivée d'un homme de l'art, qu'il faudra se hâter de mander.

Celui-ci, s'il juge que la cautérisation a été insuffisante et doit être renouvelée, ou que l'amputation même est nécessaire, aura souvent à rencontrer la plus vive opposition de la part du malade ou de sa famille pour l'application des moyens énergiques qu'il propose. Il lui faudra lutter contre la superstition et l'ignorance, sa digne compagne.

Il ne manquera pas de gens qui viendront proposer les reliques de saint Hubert, les clefs de saint Roch, des excréments de coucou, de chèvre, de renard, du sel de chien enragé, etc., et autres remèdes héroïques.

Mais que chacun se persuade bien que jusqu'ici, au milieu des milliers de préservatifs proposés pour la rage, aucun n'a pu trouver grâce devant l'observation éclairée. Les exemples de guérison attribués à chacun de ces spécifiques, ou sont controuvés, ou bien ont une explication naturelle dans ce fait, que toutes les personnes mordues par un chien enragé ne sont pas nécessairement condamnées à éprouver les terribles accidents de l'hydrophobie.

Il n'y a qu'un seul spécifique efficace, infaillible même s'il est employé complétement à temps : c'est la destruction par le fer, le feu ou les caustiques, des chairs imprégnées de la bave empoisonnée. Rien ne peut y suppléer, rien ne doit y être préféré. Est-ce à dire cependant qu'une fois la plaie dégorgée, lavée, énergiquement cautérisée, il faille proscrire l'emploi de tout autre remède? Non, nous savons quelle est l'influence des affections morales sur l'invasion de la rage, et tel ou tel moyen réputé spécifique, s'il rend au malade confiance et tranquillité d'esprit, aura, à ce point de vue, une utilité incontestable.

Chaque année voit grossir la liste des recettes prétendues infaillibles contre la rage; et tout récemment encore, outre le traitement mercuriel conseillé par un grand nombre d'auteurs, et que l'on a cru inventer de nouveau, outre l'administration du vinaigre à l'intérieur, etc., on a préconisé l'usage d'une plante apportée d'Abyssinie par M. Rochet d'Héricourt, et qui, dans ce pays, aurait donné des résultats extraordinaires. Employée par des médecins et des vétérinaires distingués, cette substance (*cucumis abyssinica*) s'est montrée entre leurs mains complétement inerte et n'a pas empêché le développement de la rage. Mais, parmi tous ces traitements spécifiques, il en est un qui mérite d'être considéré à part.

Un paysan de l'Ukraine a enseigné à M. Marochetti une pratique très-suivie dans cette partie de la Russie, et qui, entre les mains de ce médecin, aurait eu un succès constant ; elle consiste en ceci : on aurait observé que chez les individus auxquels a été inoculé le virus rabique il apparaît, du troisième au neuvième jour, sur les côtés du frein de la langue, deux petites vésicules ou *lysses*. Chaque jour, on examine la bouche, et, lorsqu'on aperçoit ces tumeurs, on les cautérise isolément avec un bouton de feu, après les avoir ouvertes et vidées préalablement; — en même temps on administre à l'intérieur la décoction de *genista tinctoria* — (genêt commun), à la dose de un kilogramme par jour, pendant six mois.

Cinquante-trois individus auraient été guéris par M. Marochetti à l'aide de cette méthode. Des médecins éclairés disent n'avoir pas observé ces vésicules ou *lysses* chez les hommes atteints d'hydrophobie, ni chez les animaux qui les avaient mordus; — mais d'autres, non moins recommandables, paraissent avoir vu et cautérisé ces vésicules avec succès.

En somme, ces vésicules, plus rares chez nous, ne se

montrent guère qu'à une époque où déjà l'hydrophobie est en partie déclarée. Au point de vue du traitement préservatif, il n'en faut donc pas moins agir le plus promptement possible sur les plaies par le débridement et la cautérisation. — Si ensuite les vésicules se manifestent, on les cautérisera à leur tour. — Et quant à la vertu du *genista tinctoria*, l'expérience acquise sur tant d'autres spécifiques de la rage ne permet pas d'accorder grande confiance à celui-ci; mais enfin il est permis de l'employer concurremment avec les moyens locaux, car il ne peut en résulter rien de fâcheux.

Si nous insistons autant sur les traitements à employer immédiatement après la morsure ou au moins avant la rage confirmée, c'est que celle-ci est, sauf de trop rares exceptions, fatalement mortelle. Sitôt qu'apparaissent les troubles nerveux, l'horreur des liquides, l'art impuissant appelle en vain à son aide les méthodes curatives les plus diverses ou même les plus opposées. Et presque toujours, si le médecin conseille des traitements pour ces malheureux malades, ce conseil lui est dicté par le devoir, bien plus que par la conviction et par l'espérance. — Nous n'examinerons pas ici la longue série de ces traitements toujours impuissants.

Nous dirons seulement que les seuls et rares exemples de guérison de la rage confirmée auxquels on puisse attribuer quelque créance paraissent avoir été obtenus à l'aide de saignées pratiquées jusqu'à défaillance, des saignées copieuses avec administration de mercure et d'opium.

Mais presque toujours ce traitement, comme les autres, est sans effet utile. Quand le médecin a épuisé toutes les ressources de l'art, il a encore un devoir à remplir. Il doit, autant que possible, adoucir les derniers moments du malade, l'isoler dans l'obscurité, écarter de lui tout ce qui renouvelle ces terribles accès convulsifs, le contenir, s'il le faut, au moyen d'une camisole, soustraire l'eau à sa vue ; et s'il demande à boire dans un moment de calme, le faire boire en cachant le liquide à ses yeux. — Dans un cas récent, les inhalations de chloroforme paraissent avoir, en modérant les accès convulsifs, rendu moins terribles les derniers instants d'une malheureuse victime.

Cette notice expose l'état de nos connaissances sur la rage, d'après les auteurs les plus recommandables — De plus amples détails se trouvent dans les œuvres de Lalouette, de Trolliet et dans le *Compendium de chirurgie* de MM. Bérard et Denonvilliers.

En terminant ce petit ouvrage, l'auteur expose de nouveau qu'il n'a voulu consigner dans son travail qu'un résumé des connaissances pratiques employées jusqu'à ce jour; il accueillera volontiers les observations qu'on voudra bien lui communiquer.

AUGUSTE WATRIN,
MÉDECIN-VÉTÉRINAIRE,
27, rue du Ponceau, à Paris.

FIN

TABLE DES MATIÈRES

CHAPITRE III.

CHAPITRE IV.

www.ingramcontent.com/pod-product-compliance
Ingram Content Group UK Ltd.
Pitfield, Milton Keynes, MK11 3LW, UK
UKHW031949260826
14628UKWH00004B/1949